AF300515

BIBLIOTHÈQUE DES GENS DU MONDE

HYGIÈNE

DANS LA

SYPHILIS

PAR

Le Docteur MARMONIER

(de Marseille)

Chevalier de la Légion d'honneur,
Officier d'Académie,
Membre de la Société de Dermatologie et de Syphiligraphie
de Paris.

DEUXIÈME ÉDITION

MARSEILLE

LIBRAIRIE DE LA BOURSE

1908

HYGIÈNE

DANS LA

SYPHILIS

Grenoble, imprimerie ALLIER FRÈRES,
26, Cours Saint-André, 26.

HYGIÈNE

DANS LA

SYPHILIS

PAR

LE DOCTEUR MARMONIER

(de Marseille)

Chevalier de la Légion d'honneur,
Officier d'Académie,
Membre de la Société de Dermatologie et de Syphiligraphie
de Paris.

TROISIÈME ÉDITION

MARSEILLE

LIBRAIRIE DE LA BOURSE

1902

DU MÊME AUTEUR :

De la Transfusion du sang (Ouvrage couronné par la Faculté de médecine de Montpellier). — G. MASSON, éditeur, Paris, 1869.

De la péritonite et de la pneumonie rhumatismales (Extrait du Lyon médical, 1873).

Contribution à l'étude de l'étiologie de la fièvre typhoïde (Extrait du Dauphiné médical, 1877).

De l'œdème cutané dans la pleurésie (Ibid., 1878).

De l'anurie hystérique (Ibid., 1878).

Des accidents attribués à la médication par le salicylate de soude (Ibid., 1879).

Diagnostic différentiel des maladies de la moelle épinière (Préface de M. le Professeur Charcot). — G. MASSON, éditeur, Paris, 1880.

Relation d'une observation de Kyste hydatique suppuré du foie suivi de guérison (Extrait du Lyon médical, 1883).

Des modes de contagion du choléra et des moyens de s'en préserver. Aix, 1893.

Des dermopathies blennorrhagiques (Extrait du Dauphiné médical, 1894). — Librairie de la Bourse, Marseille.

De l'hygiène de la peau, 1896 (Idem).

De l'hygiène de la chevelure (Idem).

De l'hygiène dans la blennorrhagie (Idem).

Traitement rationnel de la blennorrhagie (Idem, 1900, 2ᵐᵉ édition).

Observation de syphilide tuberculo-ulcéreuse serpigineuse géante (Extrait du journal des Maladies cutanées et syphilitiques, 1896).

Du traitement de la blennorrhagie féminine par les tiges d'icthyol (Idem, 1896).

Traitement des plaques muqueuses par les fumigations de calomel (Idem, 1896).

Chancres syphilitiques de la joue (Idem, 1897).

Des teintures pour les cheveux et de leurs dangers. — Librairie de la Bourse, Marseille, 1899.

HYGIÈNE

DANS LA

SYPHILIS

Ce qu'est la syphilis.

La syphilis, appelée aussi communément *mal vénérien*, *vérole*, est une maladie constitutionnelle résultant d'une infection particulière de l'organisme par un virus spécial, dit virus syphilitique.

La syphilis, ainsi que la blennorrhagie, est une maladie vénérienne, en ce sens que c'est par les rapports sexuels qu'elle se communique le plus habituellement. Mais ces rapports ne sont nullement indispensables à sa transmission, ainsi qu'on le verra plus loin.

Sauf le cas où un enfant naît avec la syphilis provenant du père ou de la mère, la première manifestation de l'infection syphilitique se traduit par l'apparition d'une ulcération, appelée *chancre*, à l'endroit même où le virus syphilitique a été déposé par contact immédiat avec une érosion superficielle, la plupart du temps imperceptible.

Le chancre n'apparaît que quinze à vingt jours environ après le moment où la pénétration du virus syphilitique a eu lieu; il apparaît quelquefois beaucoup plus tard, trente, quarante et jusqu'à cinquante jours après ce moment-là. Dans le monde, on ne sait pas cela généralement, et on a l'habitude de rapporter au dernier coït la date de la contamination : c'est une erreur, erreur assez peu facile à rectifier d'ailleurs. Mais l'intervalle de temps qui sépare le coït infectant de l'apparition du chancre mérite d'appeler toute l'attention des jeunes gens qui sont fiancés. Ils ne doivent avoir aucun rapport sexuel, s'interdire même toute caresse amoureuse, vivre dans une chasteté complète environ deux mois avant la célébration du mariage.

Nombre d'individus se bercent de l'espoir qu'ils sont à l'abri de toute maladie vénérienne, si, quelques jours après s'y être exposés, ils ne voient rien apparaître sur les organes génitaux ou ailleurs ; de telle sorte que, s'il survient, après trois ou quatre semaines, quelques petites lésions sur les organes génitaux, et, à plus forte raison, sur les lèvres, la langue, dans la gorge, aux doigts, etc., ils n'y prêtent aucune attention ; ils ne se doutent pas que leur lésion est suspecte, et ne prennent aucune précaution pour en préserver leur entourage. Combien de jeunes femmes ont été victimes des adieux faits à la vie de garçon, après le dîner d'usage !

Le chancre syphilitique est une ulcération

qui a pour caractéristique d'offrir au toucher une résistance élastique, cartilagineuse, une dureté ou induration qui l'a fait désigner sous le nom de *chancre induré* : cette induration donne aux doigts qui la saisissent entre deux points opposés de sa circonférence la sensation d'un demi-pois sec qu'on aurait placé sous l'ulcération.

Le chancre syphilitique ne siège pas uniquement aux parties génitales ; il peut apparaître sur n'importe quel point du corps, notamment aux lèvres, au menton, aux paupières, à la langue, aux amygdales, au sein, aux doigts, etc.

Le chancre syphilitique donne lieu à des lésions que, d'après leur ordre successif d'apparition, l'on a dénommées *accidents secondaires* et *accidents tertiaires*.

Les accidents secondaires de la syphilis débutent par un *éclaircissement* de la chevelure dû à une atrophie des bulbes des cheveux ; cette atrophie résulte elle-même de l'état d'anémie générale qui se produit chez les syphilitiques quelques semaines après l'infection syphilitique.

Mais le changement d'aspect des cheveux et la chute de quelques-uns ne devient perceptible qu'au bout de deux ou trois mois. Cette alopécie syphilitique dure quatre ou cinq mois.

Six semaines environ après le début du chancre, apparaissent sur divers points du corps des lésions diverses. Ces lésions ont été dénommées *syphilides* quand elles siègent sur la peau ; celles qui siègent sur les muqueuses ont reçu le nom de *plaques muqueuses*.

Les *syphilides secondaires* de la peau sont constituées : 1° par des éruptions d'aspect variable : ce sont des taches *de roséole*, ou des pustules, etc., apparaissant tout d'abord sur le ventre et s'étendant ensuite à diverses régions du corps ; 2° par une éruption croûteuse du cuir chevelu. Ces syphilides durent de quinze jours à deux ou trois mois, et peuvent, d'ailleurs, être abrégées par le traitement spécifique.

Les *plaques muqueuses* se manifestent de préférence au pourtour des orifices des cavités naturelles, là où la muqueuse subit les effets irritants de l'adossement constant de quelques-uns de ses plis, des contractions et frottements nécessités par les fonctions de l'orifice, enfin du contact des sécrétions ou excrétions auxquelles il sert de passage. Aussi elles se montrent surtout à la vulve, à l'anus, sur le gland, aux lèvres, sur la langue, dans la cavité buccale, aux amygdales, etc.

Les plaques muqueuses sont de petites taches blanchâtres, opalines, indolentes, isolées ou réunies, plus ou moins exulcérées et donnant lieu à un suintement plus ou moins prononcé. « Leur développement est favorisé par la malpropreté, les agents de fatigue, d'irritation : mastication, parole ou chant, défécation, copulation, moucher, fumer, priser, chiquer, l'usage des alcooliques et des piments, l'abus du cure-dent, des poudres dentifrices, les dépravations de l'acte génésique, les exercices de vocalisation, l'usage

de la machine à coudre, etc. » (Dr Diday.)
Elles peuvent récidiver, tant que ces causes
d'irritation subsistent, et il n'est pas rare de
les voir apparaître fort longtemps après que
tout autre symptôme de syphilis a cessé.

Les *accidents tertiaires* de la syphilis débutent à une époque qu'il est difficile de bien
préciser, et qui varie selon les individus.

Ils se manifestent par des lésions diverses,
variant selon chaque syphilitique, atteignant
de préférence tel ou tel organe en raison du
surmenage auquel celui-ci est soumis, etc.
C'est ainsi que des lésions syphilitiques tertiaires peuvent siéger à la peau, dans le tissu
musculaire, dans le tissu osseux, aux yeux,
à la langue, au larynx, dans les viscères
(foie, cerveau, rein), etc.

Les accidents tertiaires sont relativement
rares. Un syphilitique a 85 à 90 chances
même pour éviter les accidents tertiaires,
s'il s'est soigneusement traité. Quand les
accidents tertiaires surviennent, c'est ordinairement dans les trois premières années,

et surtout dans la troisième année qui a suivi l'apparition du chancre ; on ne peut du reste, nous le répétons, rien préciser à cet égard. Il y a des accidents tertiaires qui se manifestent beaucoup plus tard. Les statistiques ont permis de constater que, quand on a dépassé la troisième, la quatrième, la cinquième année, sans avoir eu des accidents tertiaires, on n'est sans doute pas à l'abri de tout risque, mais que les mauvaises chances se raréfient dans des proportions considérables.

Sans doute un traitement bien dirigé peut mettre à l'abri des accidents tertiaires. Mais il existe des prédispositions aux accidents tertiaires, de telle sorte que le médecin se trouve dans l'impossibilité d'affirmer d'une façon absolue au client qui le questionne à ce sujet, qu'il n'aura jamais d'accident tertiaire, lors même qu'il semble ne devoir jamais en être atteint, en raison de sa santé, de sa constitution, de son tempérament, de ses habitudes hygiéniques, etc. Les causes qui déterminent l'apparition des accidents tertiaires chez un sujet prédisposé sont toutes les conditions anti-hygiéniques, matérielles et morales, qui appauvrissent le sang, débilitent les forces : l'alcoolisme, les surmenages de tous genres, les maladies constitutionnelles, la tuberculose, le cancer, le diabète, l'albuminurie, etc.

« On estime que sur 100 hommes pris au hasard, il y en a 15 environ qui contractent la syphilis. Sur ces 15 syphilitiques, on peut affirmer que 14 ou 15 auront des accidents secondaires, et on est grandement en droit d'espérer que, grâce au traitement, pas un ne verra survenir un accident tertiaire. Les accidents tertiaires ne surviennent, tout au plus, que chez le cinquième des syphilitiques. » (Dr Mauriac.)

Les accidents tertiaires apparaissent sans aucun ordre ni régularité. Ils ne sont pas contagieux. Ils ne se transmettent pas héréditairement en nature.

Les accidents secondaires sont contagieux

et se transmettent héréditairement au fœtus qui, infecté, pourra ne pas venir à terme, ou qui, s'il vient à terme, présentera des accidents syphilitiques au moment de sa naissance ou peu de temps après.

On ne contracte la syphilis qu'une fois. Un individu qui est depuis longtemps syphilitique peut, sans danger nouveau, pratiquer le coït avec une femme atteinte d'accidents syphilitiques contagieux. Il pourra peut-être contracter un chancre, mais ce chancre ne lui donnera pas une seconde fois la vérole. Les cas de réinfection sont, en effet, d'une rareté extrême.

Comment on prend la vérole.

Syphilis congénitale.

Nous ne parlerons ici que pour mémoire de la syphilis que l'enfant apporte en venant au monde. Il la tient soit du père, soit de la mère, soit des deux, si l'un et l'autre

étaient atteints, au moment où ils ont procréé, d'accidents syphilitiques contagieux ou
d'une syphilis récente en plein développement.

Si la mère n'est pas syphilitique au moment de la fécondation, et qu'elle le devienne
durant sa grossesse, elle transmet la syphilis
au fœtus qu'elle porte dans son sein, et
l'enfant qui naîtra sera syphilitique. De
même, le fœtus procréé syphilitique par son
père, seul malade, peut communiquer la
syphilis à sa mère.

Syphilis acquise.

Mais, le plus souvent, la syphilis *s'acquiert*
dans le cours de l'existence par des voies
diverses que nous allons passer en revue.
Cette revue ne sera pas dépourvue d'un
certain intérêt, car, dans le monde, on ne
se doute pas toujours des circonstances
nombreuses d'où peut résulter la vérole,
circonstances auxquelles on n'attache le
plus souvent aucune importance.

*Par les rapports sexuels normaux
et anormaux.*

Dans l'immense majorité des cas, c'est le coït naturel qui est la cause de la contamination syphilitique. Plus rarement celle-ci est due aux rapports sexuels anormaux, non parce que les rapports sexuels anormaux offrent moins de danger, mais parce qu'ils sont pratiqués moins fréquemment.

Car ce n'est pas seulement par le contact avec un chancre syphilitique manifestement visible sur les organes génitaux, au pourtour des lèvres ou de l'anus, que l'on contracte ou que l'on communique la vérole. Ce qui rend d'autant plus dangereux la contagion de la vérole, c'est que souvent les lésions syphilitiques contagieuses, autres que le chancre, sont peu apparentes (plaques muqueuses situées au pourtour des orifices naturels), parfois cachées par des replis des muqueuses ou de la peau, et ne s'accompagnent d'aucune douleur, si bien que l'on peut donner la vérole, tout en étant consciencieusement persuadé que l'on se trouve dans l'impossibilité de la donner. On peut dès lors se faire une idée du nombre et de la variété des circonstances qui peuvent servir à la propagation de la vérole.

On comprendra que je ne m'appesantisse pas sur les nombreuses façons dont les rapports sexuels anormaux s'entr'aident, se compliquent, se fusionnent : la lubricité a des ressources d'une variété infinie.

Pour éviter les dangers de la contagion par les organes génitaux de la femme, ou pour toute autre raison, beaucoup d'hommes ont recours à sa bouche. Ce coït buccal est des plus dangereux, parce que la bouche est le siège habituel des accidents syphilitiques secondaires contagieux, c'est-à-dire des plaques muqueuses. De leur côté, les femmes peuvent également être victimes de ce mode de contagion, quand leurs parties génitales sont souillées par la salive et les lésions d'hommes ou de femmes ayant des plaques muqueuses sur les lèvres ou dans la cavité buccale.

D'autres, mus par la même crainte ou adonnés à des pratiques vicieuses, pratiquent la pédérastie et contractent la vérole par ce rapport anormal : les plaques muqueuses à l'anus sont, en effet, très fréquentes durant la période secondaire de la syphilis.

On peut contracter la vérole avec une femme qui n'est point syphilitique. Il s'agit, dans ce cas, d'une femme saine qui vient d'avoir des rapports sexuels avec un individu atteint d'accidents syphilitiques contagieux, et qui, si elle n'a procédé à aucune ablution, pourra infecter celui qui succédera à l'individu malade plus ou moins immédiatement dans l'acte du coït, sans être contaminée elle-même. Elle pourra ne servir que d'intermédiaire pour transporter le virus syphilitique d'un individu à un autre. Le fait est assez rare, il faut l'avouer ; la plupart du temps, la femme contracte elle-même la syphilis dans ces conditions.

Par les liquides sécrétés normalement par l'économie : la salive, le sang.

La salive d'un individu qui a des plaques muqueuses dans la cavité buccale est toujours contagieuse. Si elle ne l'est pas dans tous les cas, on doit du moins toujours la tenir pour telle.

En général, le baiser, sous toutes ses formes, depuis le plus innocent jusqu'au plus lascif, déposé sur n'importe quel point du corps, aussi bien sur la peau que sur les muqueuses, devient une des sources les plus actives et les plus communes de la contagion. Il n'est pas nécessaire, en effet, pour que la contagion se produise, qu'il y ait accolement direct de la partie exposée avec le point où siège la lésion syphilitique ; le plus souvent, le virus syphilitique se mêle à la salive; il est entraîné par ce liquide qui l'étale, multipliant ainsi les contacts, et le transportant sur les érosions les plus superficielles et les moins apparentes. « Le baiser, cause la plus ordinaire des chancres du voile du palais, des amygdales, en est une preuve frappante. Dans le baiser, il y a presque toujours un léger degré de succion et de déglutition, suffisant pour expliquer la présence du chancre sur ces points qui, même pendant les rapprochements les plus passionnés, sont absolument à l'abri des contacts immédiats. » (Dr Diday.)

D'autre part, combien de personnes ne contractent-elles pas la syphilis par les caresses les plus chastes ? Plusieurs religieuses d'un couvent, à Sorrente, prirent la vérole en baisant l'enfant du jardinier qui était nourri par une femme syphilitique (Musitanus). N'a-t-on pas vu également, dans une famille, une grand'mère victime de sa tendresse pour son petit enfant, une mère pour son fils, une sœur pour son frère ?

Envisageons encore ce qui se passe dans beaucoup de maisons : on donne un dîner ; il est neuf heures, et les enfants ont grand peine à ne pas s'endormir ; sur un signe de leur mère, ils se lèvent, font le tour de la table, embrassant et embrassés par tous. Il y a douze, quinze personnes, dont quelques-unes sont des inconnues ou à peu près. N'importe, ce petit devoir doit être rempli, et ils le remplissent consciencieusement. Qu'une des lèvres d'un des convives soit couverte d'une plaque muqueuse imperceptible, et la syphilis peut ainsi être contractée.

On entend souvent des mères qui engagent leurs enfants à embrasser des petits camarades qu'ils ont rencontrés deux ou trois fois sur une plage ou à la promenade. Les parents devraient au contraire habituer leurs enfants à garder la plus grande réserve à l'égard, non seulement des étrangers mais aussi des amis et même des membres de la famille. La poignée de main doit remplacer cette coutume parfois dangereuse.

On évitera également d'appliquer les lèvres sur les boutons qui surviennent sur le visage, sur les mains de l'enfant, sous prétexte de « guérir le bobo ». Celui-ci peut, en effet, n'être qu'un chancre contracté par un des nombreux procédés dont nous parlons (Dr Galtier-Boissière).

Un jeune enfant a une tache quelconque sur un point de son visage : une personne obligeante, porteur de plaques muqueuses buccales, prend aussitôt, sans réfléchir, de sa propre salive sur un coin de mouchoir et frotte consciencieusement l'endroit sali. Si celui-ci offre une érosion, on voit un chancre apparaître quelques semaines après.

Des mères et des nourrices ont inoculé la syphilis à leurs enfants en détachant avec un mouchoir humide de leur salive les croûtes qui s'accumulaient sur le bord libre des yeux de ces enfants (Dr Touchalaume).

Un petit enfant se fait une blessure ; la bonne, porteuse de plaques muqueuses buccales, porte ses lèvres sur la plaie pour arrêter l'hémorrhagie, et communique ainsi la syphilis.

Les jouets d'enfants, les hochets, les pièces de monnaie que l'on prend entre ses lèvres, comme le font tant de gens, surtout les conducteurs d'omnibus, les garçons de café, enfin tout ce qui, imprégné de salive, passe d'une bouche à l'autre, est susceptible de transmettre la syphilis. On a cité un fait de contamination syphilitique par l'intermédiaire d'une dragée qui avait passé de bouche en bouche (Dr Hardy).

Il existe dans la science des exemples de transmission de la syphilis par des objets religieux. Dans la cérémonie de Pâques, deux ou trois cents personnes appartenant à l'église réformée touchent de leurs lèvres le vase rempli de vin : qu'une seule d'entre elles ait une plaque muqueuse sur les lèvres, et un immense désastre peut se produire. Le baiser sur la patène ou sur le christ le jour du vendredi-saint offre les mêmes dangers.

Chez les Israélites, la succion qui suit l'opération de la circoncision a, dans quelques cas, transmis la syphilis à l'enfant par les lèvres de l'opérateur, ou, au contraire, à celui-ci par la blessure de l'enfant (Dr Ricord).

On a observé des cas nombreux de contamination syphilitique par des morsures produites dans des rixes.

Le sang des syphilitiques peut, de même que la salive, tant que la syphilis en est à la période contagieuse et même quelque temps après, communiquer la vérole. Ainsi, un syphilitique qui dans ces conditions, pendant l'acte du coït, se fait une écorchure à la verge, bien que celle-ci n'ait aucune lésion apparente, peut communiquer un chancre. De même, le sang des règles des femmes syphilitiques peut, dans des conditions semblables, présenter le même danger.

Par des attouchements.

On peut contracter par les attouchements, un chancre syphilitique aux doigts, par exemple.

La contamination syphilitique dérivant d'attouchements érotiques siège le plus souvent sur le doigt médius pour des raisons faciles à deviner.

En dehors de toute excitation vénérienne, les attouchements professionnels créent des occasions d'infection qu'il convient de rapprocher des précédentes. Le toucher est une de ces plus fréquentes occasions. Bien des médecins, en pratiquant le toucher d'exploration sur des femmes enceintes ou atteintes d'une maladie de matrice ont payé de leur santé un défaut de précaution. On peut en dire autant des sages-femmes qui, dans leur exercice professionnel, donnent inconsciemment la vérole au moins autant qu'elles la reçoivent (Dr Jullien). Les étudiants en médecine, les dentistes fournissent également de nombreux exemples de contamination par l'exploration professionnelle.

Les personnes dont les doigts ont été en

contact avec une ulcération syphilitique peuvent ensuite porter inconsciemment le doigt souillé sur un point quelconque du visage, les paupières, les narines, et provoquer l'apparition d'un chancre sur une de ces régions.

Par le contact.

On a vu des enfants s'infecter auprès de leurs parents que la misère rassemblait tous dans le même lit. On a cité le cas d'une petite fille de six ans qui avait contracté la syphilis auprès de son père, en se blottissant contre lui pour se garantir du froid (Dr Violet).

Quelquefois c'est un enfant qui accourt tout joyeux pour réveiller un parent et que celui-ci garde dans son lit; ou bien c'est une petite fille à laquelle on permet de passer quelques heures dans le lit de la bonne, fort éloignée elle-même de croire un malheur possible.

Autres exemples :

Un ami est resté trop tard pour prendre

le train. On lui offre de partager le lit du fils de la maison. Il accepte : un contact fortuit d'une excoriation sur un point quelconque du corps avec le pus d'un chancre (le chancre, nous le répétons, siège souvent ailleurs qu'à la verge) de son compagnon a suffi ; la contamination se produit (Dr Galtier-Boissière).

Un jeune homme atteint d'un chancre syphilitique sur la face interne de la cuisse désespérait d'en trouver la cause, quand il se rappela certaine danseuse de vertu suspecte que, quelque temps auparavant, il avait eu l'imprudence d'asseoir sur ses genoux, dans un costume évidemment fort léger (Dr Fournier).

Les piqûres, coupures, érosions, gerçures, crevasses, éruptions, eczémas, brûlures, etc., tout ce qui excorie l'épiderme, sont des portes d'entrée au virus syphilitique.

Par les objets de toilette.

Il est fréquent d'observer des cas de contamination syphilitique par l'intermédiaire des objets qui servent à la toilette : éponges, peignes, brosses à tête, brosses à dents, canules d'irrigateurs et de seringues, les rasoirs surtout.

Un individu vit survenir un chancre syphilitique sur le cuir chevelu à l'endroit précis où il s'était piqué, quelques semaines avant, avec une épingle à cheveux de sa maîtresse (Dr Mauriac).

Par les ustensiles de ménage.

Les ustensiles de ménage exposent encore plus que ceux de toilette à la contagion syphilitique. Celle-ci peut se produire dans les restaurants, les cafés, dans la famille même, par l'usage de bols, de tasses, de couteaux, de cuillers, de fourchettes, de verres surtout, ayant servi à un syphilitique porteur de plaques muqueuses buccales.

De jeunes femmes se sont infectées en goûtant les ragoûts de leur cuisinière avec la même cuiller que cette dernière (Dr Rollet).

Combien de nourrices ont l'habitude d'introduire dans leur bouche la cuillerée de potage destinée à l'enfant, avant de la lui présenter !

Les bouteilles, quand on boit à même et qu'on se les passe, comme cela a lieu fréquemment parmi les ouvriers, peuvent communiquer la syphilis. On a été même jusqu'à dire qu'elles avaient communiqué parfois la syphilis, parce que leurs bouchons, mâchés et imprégnés de salive par des tonneliers syphilitiques, en avaient souillé le goulot (Dr Ollivier).

Par les objets de bureau.

On sait combien il est fréquent de voir des personnes qui, en travaillant, sucent inconsciemment, mordillent, mâchonnent un coupe papier, un crayon, un porte-plume. Si quelque personne porte ensuite à ses lèvres un de ces objets dont s'est servi récemment un syphilitique contagieux, elle s'expose à prendre la vérole.

Le même danger existe pour les pinceaux destinés au dessin au lavis, pour les morceaux de colle à bouche, etc.

Par les instruments de travail.

Les instruments de travail qui peuvent transmettre le plus fréquemment la syphilis sont : les aiguilles, les épingles dont se servent les modistes et les tailleuses, et qui ont pu être contaminées par quelque camarade syphilitique (Dr Pospielov) ; — l'embouchure d'une même canne à souffler servant à plusieurs verriers (Dr Rollet) ; — les aiguilles servant à vacciner et ayant recueilli sur une pustule vaccinale du virus syphilitique ; — les aiguilles qui servent au tatouage (Dr Josias) ; — certains instruments dont se servent les chirurgiens, les dentistes, les ventouseurs, et qui ont été contaminés par quelque malade en puissance de syphilis contagieuse ; — les instruments de musique à bouche, etc.

Une jeune fille contracta dans un atelier un chancre de la lèvre, en se servant du même tube acoustique qu'un jeune employé ayant mal aux lèvres (Dʳ Vidal).

N'est-on pas dès lors exposé à contracter des chancres de l'oreille avec la partie acoustique du téléphone ? (Dʳ Mauriac).

Par les objets dont se servent les fumeurs.

Il est imprudent, sinon dangereux, de fumer la pipe d'un autre, de se servir de son fume-cigare, ou d'achever son cigare ou sa cigarette.

Un ami, qui cache soigneusement sa maladie, ou qui ignore avoir des plaques muqueuses buccales, n'ose refuser sa pipe, qu'on lui demande ; on s'en sert sans défiance, et l'on prend la vérole.

Sans parler des dangers auxquels s'exposent les ramasseurs des bouts de cigares, on peut se méfier avec raison de tout cigare livré à la consommation, et ne pas le fumer sans se servir d'un fume-cigare, parce qu'on ne sait pas par quelles mains il a été fabriqué. Le docteur Duncan Buckley (de New-York) a relaté le cas de deux malades ayant pris la syphilis, selon toute probabilité, par des cigares. Ces hommes, très soigneux de leur hygiène, mais grands fumeurs, s'étaient livrés à une enquête sérieuse. Ils découvrirent que, à la même époque, un ouvrier de la manufacture des tabacs de New-York était atteint d'ulcérations syphilitiques de la bouche ; il avoua que, pendant son travail, il se servait de sa salive pour humecter l'extrémité des cigares qu'il fabriquait ou pour en tourner l'extrémité entre ses lèvres.

Il y a plus : la petite guillotine, qui est fixée sur les comptoirs des bureaux de tabac, et qui sert à trancher l'extrémité des cigares, peut couper un cigare qui a été préalablement mouillé et imprégné de salive syphilitique et contaminer le cigare suivant (Dr Violet). Ces circonstances offrent d'autant plus de danger que nul ne s'en méfie.

En Russie, les fréquents échanges de cigarettes que fument les femmes expliquent les nombreux chancres que l'on constate aux lèvres et dans la bouche (Dr Pospielov).

Par les vêtements.

La syphilis peut être transmise par les vêtements, et en particulier par les linges directement en contact avec la peau, les draps, par exemple, ou la chemise d'un syphilitique qui a un chancre ou des plaques muqueuses soit à la verge soit à l'anus (Dr Jullien).

On a cité des cas de chancres survenus par suite du frottement du gland contre des pantalons d'origine inconnue et dont on usait depuis peu de temps.

Une jeune fille contracta un chancre par

l'usage d'une bottine de rencontre dont un clou l'avait blessée au pied. Une autre femme contracta un chancre du doigt en triant du linge sale et de vieux chiffons (Dr Polaillon).

Par l'usage de certains meubles.

On a cité des cas de chancres de la verge contractés, dans une usine, sur des lieux d'aisance servant à un nombreux personnel (Dr Mauriac).

Un vieillard qui avait chez lui deux vérolés porteurs d'ulcères au fondement, contracta la syphilis par l'usage des mêmes latrines (Dr Faloppe).

Il faut donc se défier dans un hôtel ou dans un établissement public des bords de la cuvette des latrines, ainsi que des bidets.

Par l'intermédiaire de certains microbes.

On a cité un mode de contamination assez

rare, survenue chez un jeune homme, chez lequel les recherches les plus minutieuses ne permirent pas de découvrir d'autre agent d'infection qu'un sarcopte de la gale qui, venant d'un sujet syphilitique, avait déterminé un chancre entre deux doigts de la main.

Par l'allaitement.

C'est là un mode de contamination assez fréquent. La nourrice communique la syphilis à son nourrisson, soit parce que, ayant des plaques muqueuses buccales, elle « essaye » le biberon avant de le donner à l'enfant, soit parce qu'elle porte au sein un chancre que lui a communiqué un autre nourrisson.

On n'en finirait pas si on voulait donner la liste complète des cas de syphilis contractée en dehors du coït, et cependant nous avons voulu nous appliquer à la rendre aussi complète que possible, car chaque fait porte en lui-même son enseignement prophylactique.

De la nécessité d'un traitement spécifique prolongé.

Dès l'apparition du chancre, le syphilitique doit commencer à se traiter. Un traitement institué de bonne heure diminue le nombre, la gravité, la durée des accidents syphilitiques qui peuvent survenir dans l'avenir.

Ce n'est pas ici le lieu d'exposer la nature[1], la méthode et la durée du traitement qu'il devra suivre. Ces questions regardent le médecin seul, qui reste juge de la nature, de la forme et des doses des médicaments qui sont nécessaires, ainsi que de la durée, de la cessation ou de la reprise du traitement. En effet, la direction à imprimer au traitement varie suivant une foule de cir-

[1] Le mercure (en pilules, en frictions, en injections sous-cutanées) et l'iodure de potassium sont les deux seuls médicaments spécifiques de la syphilis.

constances que le médecin peut seul appré-
cier, telles que : la bénignité ou la plus ou
moins grande gravité de la syphilis, son
évolution plus ou moins rapide, la période
de la maladie à laquelle le traitement a été
commencé ou abandonné, la nature des accidents syphilitiques observés, le tempérament
et la constitution du malade, son impres-
sionnabilité à l'égard des médicaments
prescrits, l'état de ses fonctions gastro-
intestinales, la régularité qu'il apporte dans
l'exécution du traitement et dans l'observation des règles d'hygiène que la science
recommande, etc., etc.

Ce qu'il importe au syphilitique de savoir,
c'est que sa maladie est une maladie spécifique, et qui exige un traitement spécifique.
Qu'il ne se laisse pas séduire ni tromper par
ces affiches et ces annonces qui lui promet-
tent une guérison rapide et définitive, grâce
à l'usage d'un traitement végétal, de tisanes,
de roobs ou de sirops dépuratifs, tout au
plus bons à fatiguer l'estomac et à détruire

l'appétit. Ces annonces contiennent des promesses fallacieuses, constituent des réclames charlatanesques. Que si, ainsi averti et prévenu, le syphilitique s'y laisse prendre, il ne devra plus tard s'en prendre qu'à lui-même du retard qu'il aura apporté à suivre le seul traitement qui convienne à son affection, retard qui pourra compromettre gravement sa santé, car il aura permis au poison syphilitique de s'infiltrer profondément et en toute liberté dans son organisme.

Une fois l'obligation reconnue de suivre le traitement spécifique de la vérole, le syphilitique devra prendre une première précaution, précaution sur laquelle son médecin l'éclairera, en vue de considérations qui ne sauraient trouver leur place ici : c'est de se faire inspecter la bouche. S'il a des dents saines, il peut commencer le traitement immédiatement. Si sa bouche n'est pas soignée ou mal soignée, s'il a des dents cariées ou ébréchées, s'il a des gencives enflammées, ramollies, couvertes de tartre, il devra différer le traitement, et se confier à un bon dentiste qui lui soignera la bouche, lui extraira ses chicots, lui obturera ses dents cariées, nettoiera celles qui sont encroûtées de tartre, et le renverra huit ou quinze jours plus tard en état de tolérer le traitement spécifique, qu'il n'aurait certes pas toléré sans l'ensemble de ces soins préalables. Cette précaution, dont souvent on ne tient guère compte, à laquelle même on ne songe pas toujours, est essentielle, indispensable. Cette précaution prise, le syphilitique peut être assuré que le traitement spécifique, surveillé attentivement et administré avec des périodes de repos, est toléré par l'organisme sans le moindre dommage, sans nuire à la nutrition générale, sans production de symptômes d'anémie, sans fatigue aucune, sans détérioration de la santé. Si toutefois, durant le cours de ce traitement, il voyait se produire une certaine irritation des gencives, ou certains troubles dans les fonctions gastro-intestinales (inappétence, pesanteur d'estomac, diarrhée), il devra suspendre de lui-même toute médication et consulter son médecin.

Ainsi, nécessité de se traiter de bonne heure, nul danger avec le traitement spécifique, voilà deux points essentiels sur lesquels le syphilitique doit être fixé.

Reste un troisième point qui n'a pas une moindre importance pour lui : quelle est la durée du traitement spécifique ?

Il est difficile de déterminer à l'avance, même approximativement, la durée du traitement applicable à une maladie telle que la syphilis. De toute nécessité, cette durée sera éminemment variable, et cela parce qu'elle est forcément soumise à des conditions multiples dépendant de l'intensité de la maladie, de ses formes, de sa résistance au traitement, de la fréquence ou du caractère de ses accidents, etc., etc. Mais il est évident que le traitement doit être continué un certain temps, un assez long temps même. Cette obligation résulte de ce que la syphilis, étant une maladie chronique, ne peut, pas plus que les autres maladies chroniques (goutte, rhumatisme, etc), subir un traitement d'un seul jet, et qu'elle exige un traitement chronique.

Le traitement devra être interrompu et repris plusieurs fois, afin que l'organisme ne s'accoutume pas aux médicaments qui, au bout d'un certain temps, finiraient par n'avoir aucune action sur lui, et parce qu'il faut permettre à l'estomac de se reposer de temps à autre, de façon qu'il tolère plus facilement les médicaments repris à nouveau et qu'il puisse alors leur laisser développer le maximum de leur action curative. Que le syphilitique ne soit donc point surpris si le traitement se prolonge au delà de ce qu'il avait cru, ni si ce traitement, d'abord cessé un instant, est repris à nouveau. Qu'il se garde surtout d'en conclure que sa vérole est grave, qu'elle est plus grave que chez un autre : « Le tempérament syphilitique, comme le tempérament scrofuleux, goutteux, rhumatismal, etc., ne se modifie, ne s'amende, ne se corrige qu'au prix d'une médication longue, d'une dépuration long-temps entretenue, d'un véritable traitement chronique. » (Dr Fournier.)

Que le syphilitique ne soit point étonné si on lui fait reprendre le traitement alors même que sa maladie, qui existe dans l'organisme, ne se traduit par aucun symptôme actuel. Est-ce que l'on combat le rhumatisme seulement au moment de ses accès ? Est-ce que les hépatiques, les néphrétiques ne sont traités qu'au moment de leurs coliques hépatiques ou néphrétiques ? Eh bien, ce qui se passe pour ces maladies doit également avoir lieu pour la syphilis. Cela constitue une méthode générale, acceptée par tous, d'un usage journalier. Cela s'appelle « faire de la médecine préventive », et cette médecine préventive est de la bonne médecine.

Nombre de malades cessent de venir voir le médecin quand, sous l'influence d'un traitement de quelques semaines, ils voient leur chancre complètement fermé, leurs plaques muqueuses disparues. Ont-ils un accident nouveau ? Bien vite ils recourent réclamer du médecin le traitement qu'ils suivaient avant la disparition des premiers accidents ; puis, une fois guéris, ils s'empressent de ne plus rien faire. Derechef surgit une manifestation ; derechef nouvelle visite au médecin, nouveau traitement, puis nouvelle indifférence, et ainsi de suite, toujours de la même façon. Mais quant à se traiter préventivement, dans les périodes d'accalmies, bien peu en ont l'idée. Eh bien, nous ne saurions trop le répéter, c'est chez les malades de cette catégorie, chez les indifférents de cet ordre, qu'on voit apparaître plus tard des accidents graves atteignant les os, le cerveau, etc.

Si le syphilitique qui se croit guéri, parce qu'il ne présente « plus rien » depuis un certain temps, se marie dans ces conditions, sans demander l'avis d'un médecin expérimenté, sans suivre un traitement durant une nouvelle période, il s'expose à de graves mécomptes, tant pour lui que pour ses enfants. « Il n'est pas rare de voir dans un jeune ménage une femme saine devenir enceinte une série de fois et aboutir coup sur coup soit à des fausses couches, soit à des accouchements prématurés avec enfants morts, soit à la naissance d'enfants étiques, étiolés, qui ne tardent pas à mourir. Un médecin consulté s'inquiète, cherche partout la cause de telles catastrophes qui affligent tant la famille, et, après avoir bien cherché, ne trouve rien autre que ceci : une syphilis incomplètement traitée chez le mari, pendant sa vie de garçon. Et cependant ledit mari est sain d'apparence, il n'a rien eu depuis le mariage, et il n'a rien quant à présent. N'importe : le médecin lui fait suivre le traitement spécifique, *quoiqu'il n'ait rien* Et voici qu'un an ou deux plus tard survient dans ce ménage une nouvelle grossesse, laquelle amène un bel enfant, qui survit, et

voici que plusieurs enfants non moins vivants
et bien venants succèdent à celui-ci. »
(D₍ Fournier). De tels exemples ne justifient-
ils pas la nécessité d'un traitement de longue durée ?

La plupart des médecins n'hésitent pas à
recommander un traitement de trois et même
quatre années consécutives, après l'apparition du chancre, mais avec des intervalles
de repos qui varient pour chacune de ces
années. Pendant les quelques années qui
suivent, lorsque les accidents ont depuis
longtemps cessé, le malade fera bien de
suivre de nouveau le traitement de temps
en temps, de préférence au printemps et à
l'automne (Dr Balzer).

Au bout de ce temps, le syphilitique peut-
il se croire guéri? Oui, il peut se croire
guéri, du moins autant que scientifique-
ment le médecin a le droit de le lui dire. Mais
quoi qu'il advienne dans l'avenir, quelque
trouble qui puisse survenir dans sa santé,
celui qui a eu la syphilis ne doit pas perdre

de vue son ancienne maladie. « En effet,
advienne chez ce malade une affection d'un
organe quelconque (cerveau, moelle épinière,
reins, foie, yeux, etc,), affection qui se sera
développée sous l'influence de la syphilis
latente, à une époque plus ou moins tardive,
dix, quinze, vingt ans après l'apparition du
chancre, le premier accident syphilitique ; il
pourra se faire que le médecin, et le médecin
le plus distingué, non averti de la maladie
syphilitique antérieure de son client, mécon-
naïsse le caractère syphilitique de cette
nouvelle affection (et cela d'autant mieux,
d'autant plus facilement, que les manifestations syphilitiques d'une période éloignée
sont loin d'avoir une physionomie qui révèle
la syphilis). Or, quel rapport, aux yeux d'un
homme du monde, sa maladie, d'apparence
bénigne, saurait-elle avoir avec un péché de
jeunesse qu'il croit expié et périmé de longue
date ? Quel besoin, à son propos, d'aller
faire au médecin une confession complète,
en exhumant de l'oubli de compromettants

souvenirs ? Conséquence : le malade se taira. Et le médecin, non prévenu, si ce n'est trompé, méconnaîtra la nature de la maladie. Et qu'arrivera-t-il finalement ? C'est que, non traitée par la seule médication qui lui convienne, cette maladie persistera, pourra aboutir à une terminaison grave, tandis qu'elle aurait eu la chance de guérir si elle eût été rattachée à sa véritable origine et soumise au traitement spécifique. » (D' Fournier.)

Donc, que l'ancien syphilitique, lorsqu'il tombera malade à n'importe quel moment, accuse son ancienne maladie au médecin qui le soignera. Qu'il lui répète, dix fois plutôt qu'une, qu'il a eu la vérole. Il est très probable, certes, que ce renseignement lui sera inutile la plupart du temps, mais il n'est pas impossible que telle circonstance se présente où ce renseignement aura pour lui et pour le malade surtout une utilité majeure, capitale. De l'aveu du malade pourraient dépendre sa guérison, sa vie.

Hygiène locale des lésions syphilitiques.

Avant de dire aux syphilitiques quels soins ils doivent prendre, nous croyons devoir les prévenir de ce qu'ils doivent éviter.

Nombre d'individus qui constatent l'existence d'un chancre sur la verge s'empressent de le cautériser avec la *pierre infernale*, autrement dit avec le crayon au nitrate d'argent. Ils espèrent ainsi détruire le mal sur place, ou le modifier avantageusement du moins quant à son extension et à sa durée.

Qu'ils sachent bien qu'il n'y a pas de pratique plus fâcheuse à tous les points de vue. Nous insistons sur ce point, parce que cette cautérisation n'empêchera pas le chancre de se développer et d'avoir sa durée normale, ni la syphilis de suivre son cours. Au contraire, elle favorise les complications, telles que l'inflammation, la gangrène ; elle augmente l'induration ou la produit ; enfin, elle a le grand inconvénient de modifier l'aspect du chancre de telle façon que, très souvent, le médecin ne peut alors se prononcer d'une manière précise sur la nature de celui-ci.

Quand on s'aperçoit de l'existence d'un chancre, on doit s'efforcer de ne pas l'irriter. On doit éviter les longues marches, la danse, les exercices violents, toutes les causes de fatigue qui peuvent être une occasion de frottement et exagérer la tuméfaction du chancre et des ganglions voisins.

En dehors du traitement et du pansement local prescrits par le médecin, une propreté minutieuse est recommandée lorsqu'il s'agit d'accidents syphilitiques qui siègent sur les organes génitaux, sur les lèvres, dans la bouche, aux aisselles, à la paume des mains, au pourtour de l'anus, entre les orteils (chez les hommes qui marchent beaucoup et qui transpirent aisément des pieds).

Le chancre retentit si peu sur l'organisme

au début de l'infection syphilitique qu'il y a des gens assez peu soigneux de leur personne pour lesquels il passe souvent inaperçu. Cependant ce chancre qui, dans la majorité des cas, n'occasionne qu'une gêne insignifiante, qui ne provoque pas la moindre douleur, peut se compliquer, soit chez les individus qui appartiennent à la classe inférieure de la société et qui n'ont aucun souci de la propreté, soit chez les individus qui se livrent bien à des ablutions journalières, mais qui, par une pruderie mal entendue, négligent l'entretien de leurs organes génitaux.

Il importe de savoir que l'hygiène n'exerce pas seulement une influence heureuse sur l'ensemble de l'évolution de la syphilis, mais sur chacune de ses manifestations extérieures. Toutes les fois qu'on s'apercevra d'une érosion, d'une ulcération, d'une plaque muqueuse de la verge, on procédera à des ablutions plusieurs fois répétées dans les vingt-quatre heures, ou bien l'on fera prendre à la verge un ou plusieurs bains locaux d'eau boriquée.

On sait que le chancre syphilitique est localisé le plus souvent aux parties sexuelles, et que l'engorgement des ganglions de l'aine (bubon ou adénite inguinale) constitue le premier acte de la syphilis. Si on ne soigne pas l'ulcération de la verge, sous le prétexte qu'elle est indolente, si on néglige les soins de propreté, si on marche avec excès, on peut arriver à enflammer et à faire suppurer ce bubon et à déterminer une complication fâcheuse à tous les points de vue.

En outre, que les accidents syphilitiques siègent aux parties sexuelles, à l'anus, etc., on prendra des bains généraux tièdes, d'eau simple ou additionnée d'amidon ou de son, trois fois par semaine, d'une durée moyenne de trois quarts d'heure chacun, afin de prévenir les complications inflammatoires.

Ces soins de propreté sont encore plus nécessaires chez la femme, dont les organes génitaux sont le plus souvent imprégnés de liquides irritants provenant du vagin. C'est principalement à l'époque des règles que la propreté s'impose encore davantage. Inutile d'insister sur la nécessité de renouveler souvent les serviettes qui servent de garniture. Il est nécessaire également pour la femme de laver souvent les parties génitales et d'éviter, autant que possible, le contact prolongé du sang sur les ulcérations ou les plaques muqueuses.

Si le chancre occupe l'urèthre chez l'homme ou chez la femme, indépendamment des règles hygiéniques précédentes, ils devront boire plus abondamment que de coutume, afin de diluer les principes contenus dans l'urine, et surtout ingurgiter des boissons émollientes et diurétiques (graine de lin, orge, chiendent, queues de cerises). Ils boiront du vin en petite quantité et s'abstiendront de la bière et des vins capiteux. La muqueuse de l'urèthre étant à vif en un point, il faut éviter toutes les causes d'irritation, d'où la nécessité de diluer les principes solides dissous dans l'urine.

Si le chancre siège à l'anus, on devra

tenir le ventre libre. L'expulsion d'un boudin fécal volumineux et dur pourrait causer des fissures et aggraver le chancre. Aussi, on évitera la constipation, on suivra un régime plutôt végétal (légumes verts, asperges, choux, oseille, épinards, chicorée cuite, etc.) (Dr Du Castel).

S'il existe un chancre sur la lèvre, on pourra, au moment de sortir, le masquer à l'aide d'un papier buvard rose enduit d'une pommade prescrite par le médecin.

S'il existe des plaques muqueuses dans la gorge, on se gargarisera, plusieurs fois par jour, avec un gargarisme émollient ou boriqué.

Qu'il y ait des plaques muqueuses dans la bouche où sur les lèvres, on s'abstiendra de toute cause d'irritation buccale : pipe, cigarette, cigare, liqueurs fortes, aliments très épicés, instruments de musique à vent, etc.

S'il existe des manifestations syphilitiques aux aisselles, dans les sillons qui séparent les fesses ou les orteils, etc., on pratiquera des lavages antiseptiques et on isolera les surfaces malades qui suintent, au moyen d'une poudre inerte (amidon, lycopode, talc) ou astringente (tanin), ou d'un peu de coton hydrophyle, que l'on renouvellera tous les jours, autant de fois qu'il sera nécessaire, après avoir préalablement lavé et asséché les parties.

S'il existe des exfoliations à la paume des mains, on évitera le maniement des corps durs et lourds; on s'abstiendra de porter incessamment les ongles, ainsi qu'on le fait souvent, sur les parties exfoliées pour en arracher les squames épidermiques encore adhérentes. Cette manœuvre ne fait qu'irriter les lésions.

S'il survient un enrouement persistant, on s'abstiendra de fumer, on évitera tout effort de la voix, toute cause d'irritation de l'arrière-gorge, les liqueurs, etc., et on consultera son médecin.

De même, on s'empressera de recourir à

ses conseils si, durant une syphilis en plein développement, on observait des troubles de la vue.

S'il survient de l'alopécie, on s'abstiendra du peigne fin, de la brosse dure[1], en un mot, de toute cause d'irritation du cuir chevelu. L'alopécie est un des accidents syphilitiques qui ennuient le plus les malades. En effet, non seulement les cheveux tombent en partie, mais encore les poils de la barbe et de la moustache, des aisselles, des organes génitaux, les cils, les sourcils peuvent tomber aussi. Cette chute des cheveux et des poils ne saurait en aucune façon être attribuée au traitement spécifique, ainsi que beaucoup d'individus le croient. Elle est une des conséquences de l'infection syphilitique. Que les syphilitiques se rassurent : cette alopécie disparaît au bout de quelques mois. La continuation du traitement spécifique, l'abstention de toute cause irritante du cuir

---

[1] Voir mon ouvrage sur l'*Hygiène de la chevelure*.

chevelu, l'emploi des lotions ou des pommades prescrites par le médecin, assurent toujours, dans ce cas, la repousse des cheveux.

Hygiène générale du syphilitique.

Dans le traitement de la syphilis, comme dans celui de toutes les maladies chroniques, l'hygiène occupe une place importante, quelquefois de premier ordre, et contribue souvent, dans une large mesure, au succès de la médication spécifique.

Malheureusement les syphilitiques sont souvent victimes de leur mépris ou de leur insouciance pour l'hygiène. Volontiers ils ont accepté le traitement ; régulièrement ils le suivent. Cependant les accidents persistent ; à peine ont-ils disparu qu'ils récidivent, et cela au grand désespoir des malades qui, cependant, n'ont pas la force de modifier leur genre de vie et de résister à l'entraînement d'habitudes vicieuses.

Pour que le médecin puisse tracer avec efficacité au syphilitique les règles d'hygiène qu'il doit suivre, il est indispensable que le malade réponde avec la plus entière confiance et avec la plus grande sincérité aux questions qui lui seront posées concernant les maladies qu'ont eues ses parents, celles qu'il a eues lui-même antérieurement, ses habitudes, son régime, sa profession, son métier, l'emploi de son temps, etc. Car le syphilitique ne doit jamais perdre de vue qu'il doit aider à l'action du traitement spécifique par trois moyens : 1° en rendant son organisme apte, aussi apte que possible, à résister au virus qui l'a pénétré, infecté, en agissant directement sur son état général par une médication tonique, reconstituante; 2° en guérissant ou en atténuant les autres maladies qui peuvent exister en même temps que la syphilis et qui sont de nature à l'aggraver (l'anémie, la scrofule, l'arthritisme, l'herpétisme, etc.); 3° en supprimant toutes les infractions d'hygiène qui lui sont spécialement nuisibles. Pour cela, « il est nécessaire que le médecin entre, pour ainsi dire, dans la vie du syphilitique, dans sa vie sociale, professionnelle, financière; connaisse son régime d'alimentation, le choix de ses lectures, l'emploi de ses soirées, surtout de ses nuits; soit initié à ses préoccupations, à ses tendances; sache comment il répare ses forces, où et jusqu'à quel point il risque de les épuiser; découvrir, en le faisant causer, s'il a des chagrins de famille, des soucis, des procès, s'il est sous le coup de déception, si les arts, la littérature, etc., sont pour lui une simple distraction ou une passion absorbante : enquête indispensable chez tous, à toute période de la syphilis, puisque seule elle permet au médecin de veiller ici à ce que le malade remonte, maintienne les forces de son organisme au niveau nécessaire pour opérer l'élimination du poison syphilitique, rende ou donne à sa constitution assez de ton, à sa nutrition assez d'active régularité pour empêcher toute nouvelle récidive d'accidents. » (Dr Diday.)

Que les syphilitiques se rassurent. La plupart peuvent continuer, sans préjudice pour eux, leur train de vie habituel, pourvu qu'il soit exempt de tout excès capable de compromettre la santé générale. Il n'est pas nécessaire qu'ils s'astreignent à un régime spécial, restreint, comme sont obligés de le faire ceux qui sont atteints d'une blennorrhagie. Toutefois ils doivent mener une vie systématiquement réglée en ce qui concerne les heures des repas, le temps du sommeil, l'exercice de toutes les fonctions, et, en particulier, de celles des organes génitaux, les dangers de tout surmenage, intellectuel ou physique. Ce qui est particulièrement nuisible aux syphilitiques, ce sont les veilles prolongées, l'abus des liqueurs fortes et du tabac, les excès de table ou une alimentation malsaine ou insuffisante, un air vicié, et,

principalement, les préoccupations, les chagrins, les émotions du jeu, la dépression
morale produite par une crainte exagérée de
leur mal, enfin les influences provenant de
causes multiples et variées qui, dans les
grandes villes, s'attaquent au système nerveux.

Du régime à suivre.

Nous ne sommes plus au temps où, pour
traiter la syphilis, on affamait les malades,
où on leur infligeait la diète sèche. Aujour-
d'hui, les syphilitiques, qui sont, d'ordinaire,
et qui restent des hommes bien portants,
peuvent se nourrir comme tout le monde.
Ils ne changeront rien à leur régime, s'il est
dans une bonne moyenne de sobriété reconstituante et simple. S'il est insuffisant ou
défectueux, ils le corrigeront dans les deux
sens, car les syphilitiques peuvent être ame-

nés à se nourrir mieux que tout le monde à certains moments et lors de certaines éventualités possibles de leur maladie. Si leur régime est d'ordinaire trop riche et trop succulent, ils le réduiront à des proportions plus modestes. Ce qu'on appelle le « régime bourgeois », le « régime de famille », voilà purement et simplement ce qui convient aux syphilitiques.

En plein mal syphilitique, quelles que soient les manifestations qui apparaissent, les écarts et les irrégularités de régime, les grands repas, les excès de table, sont nuisibles, surtout les excès alcooliques. Quand la syphilis est en plein développement, les malades éviteront les fruits en excès, les crudités, les glaces, les boissons glacées, enfin tout aliment solide ou liquide dont les propriétés sont laxatives, et qu'ils sauront leur être préjudiciables au point de vue de la régularité des fonctions gastro-intestinales, fonctions qu'ils doivent ménager par-dessus tout, afin que les remèdes spécifiques soient parfaitement tolérés. Si la peau est le siège d'éruptions, les syphilitiques devront éviter, surtout s'ils sont dartreux ou arthritiques, les poissons de mer, les huîtres, les moules. les fraises, etc. [1]. Il est bien entendu que la sévérité du régime sera alors subordonnée à l'état du malade et aux périodes que traverse sa maladie. En temps ordinaire, les syphilitiques ne doivent pas se creuser la tête pour s'interdire quantité de choses qu'ils croiront à tort susceptibles de leur nuire. Il n'est pas d'aliments, nous le répétons, qui leur soient particulièrement favorables ou spécialement défavorables.

Influence de l'alcool.

L'alcool aggrave notablement la syphilis qui est en plein développement, car il pro-

[1] Voyez mon ouvrage sur l'*Hygiène de la peau*, page 79.

voque les manifestations de la maladie et il les exagère dans tous les tissus et dans tous les organes, sur la peau, sur les muqueuses, du côté des organes internes, sans compter qu'il compromet les fonctions digestives dans leur intégrité, aussi indispensable pour la nutrition générale que pour la tolérance des médicaments qui constituent le traitement de la syphilis. Cependant le syphilitique peut, à l'occasion, et pour « ne pas s'afficher », accepter le petit verre d'eau-de-vie, de chartreuse ou de liqueur qui fait le complément usuel des réceptions, voire des réceptions de famille (Dr Fournier). Dans l'intervalle des poussées syphilitiques, le malade peut se permettre le café, le thé, les liqueurs douces, la bière, et tout ce qu'on sert en général sur les tables qui n'ont pas la prétention de rivaliser avec celles de Lucullus (Dr Mauriac).

Les vins qui sont légèrement acidulés et qui contiennent des quantités modérées d'alcool, conviennent particulièrement aux syphilitiques : tels sont les vins de Bourgogne et de Bordeaux. Ces derniers, plus riches en tanin, sont préférables aux Bourgogne. Les vins du Midi, du Languedoc, du Roussillon, la plupart des vins d'Espagne, contiennent une trop forte proportion d'alcool. Quant aux vins blancs légers, les estomacs délicats les digèrent aisément. Il faut être sobre, en revanche, des vins blancs mousseux, du champagne en particulier, qui alanguit l'estomac en raison de l'acide carbonique qu'il contient : son usage continu diminue l'appétit. La bière est un excellent breuvage qui agit par l'alcool, les matières sucrées et salines, les substances amères qui entrent dans sa composition. Elle a l'avantage de stimuler l'appétit et de favoriser l'embonpoint, à la condition qu'elle ne soit pas trop alcoolique ; les bières de Paris, les bières blanches sont préférables aux bières de Bruxelles ou fortes des Anglais. La bière convient surtout aux malades très nerveux qui, en raison de leur excitation cérébrale, ne peuvent supporter ni le vin, ni l'alcool (D^r Du Castel).

Influence du tabac.

Le tabac est, comme l'alcool, un ennemi des syphilitiques dont la maladie est en plein développement. Incontestablement, le tabac à fumer fait naître ou active les plaques muqueuses des lèvres, de la cavité buccale et de la gorge, qui sont interminables chez les fumeurs acharnés ; elles sont entretenues par l'excitation nicotinique continuelle ; aussi sont-elles plus rares chez les femmes. Nous savons combien il est difficile de faire renoncer un fumeur à la pipe, au cigare et surtout à la cigarette. Il est indispensable que le syphilitique se modère au moins dans cette habitude, qui devient si aisément un besoin impérieux dont la privation est insupportable ; sinon, il s'expose à des accidents buccaux d'une ténacité désespérante, à des récidives presque fatales, et cela en dépit du traitement le mieux suivi, le plus régulièrement institué, le plus long-temps continué. Si l'on cesse de fumer, on verra ces accidents disparaître; si l'on persiste, il se produira des lésions irrémédiables, principalement à la langue.

Le tabac à chiquer sollicite également les accidents secondaires dans la cavité buccale et à l'arrière-gorge.

De son côté, le tabac à priser sollicite les accidents secondaires sur la muqueuse nasale constamment irritée.

Le fumeur syphilitique qui n'est pas encore un fumeur invétéré, pourra plus facilement renoncer complètement à l'usage du tabac. Si c'est un fumeur endurci, chez lequel le besoin du tabac est devenu un besoin irrésistible, il devra :

1° Ne jamais fumer à jeun ou avant les repas (de crainte de dyspepsie), non plus que dans sa chambre à coucher;

2° Ne pas consommer plus de deux cigares par jour, ou leur équivalent en pipes ou en cigarettes : un cigare après chaque repas;

3° Choisir des pipes à longs tuyaux, interposer entre le cigare ou la cigarette d'une part, les lèvres et la bouche de l'autre, un tube en ambre, en écume ou en bois;

4° Ne pas achever la pipe, jeter cigares et cigarettes dès qu'ils auront été aux trois quarts fumés. La raison en est que la nicotine qui se vaporise à 25 degrés, se redépose promptement dès qu'elle a franchi le fourneau incandescent;

5° Enfin, ne pas rallumer les cigares et cigarettes, à moins qu'ils ne viennent de s'éteindre; car la nicotine, qui s'est déposée par le refroidissement, est attirée alors directement dans la bouche et y produit une irritation qui sollicite ou entretient les accidents buccaux (Dr Pécholier).

Influence exercée par les professions.

Parmi les métiers, les professions, le genre de vie, il y a de nombreuses circonstances qui peuvent être préjudiciables aux syphilitiques. Ceux-ci feront bien d'y renoncer ou du moins d'atténuer le plus possible ce qu'ils peuvent avoir de nuisible.

Ainsi l'on voit des plaques muqueuses de la bouche se perpétuer indéfiniment chez des négociants en vins, obligés de déguster toute la journée.

Chez les individus qui marchent beaucoup, il survient très communément des ulcérations syphilitiques aux orteils (Dr Mauriac).

En général, les accidents syphilitiques se développent de préférence dans les organes soumis à une excitation fonctionnelle permanente et, à plus forte raison, à un surmenage constant.

Influence exercée par les divers surmenages.

De tous les organes internes, le cerveau, la moelle épinière, sont ceux qui attirent le plus l'action de la syphilis aux diverses périodes de la maladie. Les syphilitiques doivent donc observer les règles d'une hygiène morale si essentielle dans maintes circonstances. Ils doivent s'imposer un genre de vie d'où soient exclues toutes les causes susceptibles de surexciter ou de déprimer le système nerveux, sous peine de voir surgir des accidents nerveux redoutables, accidents survenant de préférence chez les mondains, prédisposés déjà par une constitution souvent délicate originairement et épuisés par les excès et les fatigues de la vie menée à grandes guides. Ils doivent éviter les excès de tous genres, les excès de table, les soupers, l'abus des alcools, les émotions du jeu ou de la Bourse, les nuits blanches, les commotions et anxiétés morales, les préoccupations, les soucis, les tracas d'affaires, les chagrins, la contention habituelle d'esprit, le surmenage intellectuel, les veillées laborieuses, l'excès de travail continuel, l'irrégularité chronique de leurs habitudes, les dissipations, les excès vénériens, la fatigue exagérée et les exercices physiques violents qui peuvent surmener la moelle épinière, enfin toutes les causes d'épuisement, d'où qu'elles viennent.

Les syphilitiques qui se livrent aux travaux de l'esprit, dont le cerveau fonctionne à jet continu, devront cesser de travailler, s'arrêter court dès qu'ils ressentiront la moindre fatigue cérébrale. Sans vouloir limiter ici le nombre d'heures qu'ils devront consacrer au travail intellectuel, la capacité psychique de chaque individu étant essentiellement variable et subordonnée à l'entraînement, l'indication de la suspension immédiate doit être la sensation de chaleur à la tête et surtout de constriction des tempes. Ils devront attendre, pour se remettre à la besogne, que leur face reprenne sa coloration habituelle et que leur tension cérébrale ait complètement disparu.

Les syphilitiques ne doivent pas surtout s'exagérer la gravité de leur maladie. Il en est, parmi eux, qui se montrent désolés, désespérés, bouleversés, accablés ; qui s'imaginent que leur santé est à jamais compromise ; qu'ils sont en butte, pour l'avenir, à une foule d'accidents plus graves les uns que les autres ; qui se jugent exclus du mariage, ou qui, s'ils se marient, croient ne pouvoir engendrer que des enfants cacochymes, scrofuleux, rachitiques, etc.

Sans doute, chacun est touché à sa manière. « Le dévot en ressent une atteinte que certain naïf de cette catégorie définissait ainsi : cela me contrarie d'autant plus, docteur, que rien n'est plus opposé à mes principes ; — le libertin y voit une longue suspension de son culte favori ; — le jeune homme, une durée de célibat qui, pour la première fois, est à ses yeux un épouvantail ; — l'époux, un horizon de discordes, de procès, d'infériorité conjugale ; — le futur père, sa race atteinte, compromise ; — l'épouse, séparation et déshonneur public ; — la coquette, son gagne-pain pour longtemps compromis ; — l'ignorant, autant à appréhender du traitement que de la maladie ; — l'homme instruit, une série de conséquences probables que la science la plus autorisée ne peut promettre de lui éviter ; — l'hypocondriaque ! oh ! celui-là (et dans ce cas il en naît sur l'heure) renchérit sur l'ensemble et cueille la totalité des lots. » (Dr Diday.)

Eh bien, à ces hypocondriaques, nous pouvons leur affirmer qu'ils n'ont qu'à se rassurer bien vite. La syphilis, en effet, est semblable à toutes les maladies chroniques. Bien traitée, elle guérit. Il y a certainement des syphilis plus ou moins graves et tenaces :

ils en seront quittes pour suivre un traitement un peu plus long. Qu'ils soient bien convaincus que, en général, la syphilis, traitée à temps et d'une façon méthodique, n'a pas la gravité qu'ils sont tentés de lui attribuer; qu'un bon traitement secondé par eux fera promptement justice des premiers accidents syphilitiques; que ceux-ci s'éloigneront et s'atténueront de plus en plus après les premiers mois; qu'au bout d'un an et même moins, la syphilis ne fera que les taquiner par quelques récidives de plaques muqueuses, et qu'enfin, au bout de quatre ans, voire même trois parfois, ils pourront se marier avec la certitude de n'infecter ni leur femme ni leurs enfants, et d'avoir une progéniture saine et valide. Les voyages, les distractions, l'exercice musculaire, la gymnastique, l'hydrothérapie, servent souvent d'utiles auxiliaires au traitement qu'ils suivront.

Les changements de pays et de climats seront surtout utiles par les distractions qui les accompagnent.

Les climats extrêmes ne sont pas favorables aux syphilitiques. Il est utile qu'ils évitent les brusques variations .de température, le séjour dans les endroits humides (les ouvriers glaciers, puisatiers, creuseurs de tunnels ont, sous nos latitudes, des syphilis notablement graves), et qu'ils se surveillent aux changements de saisons. La chaleur vaut mieux pour eux que le froid; mais ils devront éviter les températures excessives, les lieux et les climats malsains (ceux, par exemple, où règne en permanence la fièvre des marais), qui seraient de nature à modifier leur santé générale, à les anémier et à troubler leurs fonctions digestives dont l'intégrité est indispensable à la tolérance des médicaments.

Les syphilitiques devront, dans la mesure du possible, préférer la vie des champs à la vie de café. Les gens à profession sédentaire emploieront leur dimanche à une course, au lieu de se promener de brasserie en brasserie.

L'insomnie doit être évitée. Il est certain que les nuits calmes et paisibles, passées dans un sommeil tranquille et ininterrompu, sont une des conditions favorables au traitement. Sans doute, il existe des insomnies professionnelles, subies (chez les journalistes, les typographes, les boulangers, les employés des postes, des télégraphes, des chemins de fer, etc.). Mais il y a aussi les insomnies volontaires, cherchées, celle du jeu surtout : tout joueur d'habitude, tout homme qui passe une partie de ses nuits à jouer, s'il prend la vérole, aura une syphilis grave.

Quant à l'exercice musculaire, « il nuit par abstention comme par excès. Des ouvriers, des manœuvres surmenés par un travail physique, trouvent à l'hôpital, où ils jouissent d'un repos salutaire, une guérison que, jusque-là, le traitement n'avait pu produire, tant qu'ils le suivaient en continuant à travailler. Et d'autre part, dé jeunes bureaucrates, à la vie sédentaire, à la nutrition générale languissante et à syphilis stationnaire, guérissent après un séjour au régiment, grâce aux exercices, à l'entraînement que leur impose le service obligé. Il en est d'autres, au contraire, chez lesquels ce même excès d'action musculaire exerce une action défavorable, et qui puisent un élément d'aggravation là où d'autres ont trouvé une influence favorable. C'est que, pour se trouver bien de la vie militaire, il faut un certain fonds de résistance physique et morale, un caractère qui en prenne gaiement son parti et un corps qui puisse la supporter sans trop d'efforts. Dans des conditions inverses, et quelques intempéries atmosphériques s'y ajoutant, l'état de tel syphilitique se trouve aggravé là où l'un de ses camarades a reçu le salutaire coup de fouet qui aide à la guérison ». (Dr Diday.)

De l'anémie syphilitique.

Le syphilitique ressent, peu de temps après qu'il a été infecté, des symptômes d'anémie. Il devra combattre cette anémie et tonifier son organisme. Dans ce but, et sur les conseils de son médecin, il pourra prendre des ferrugineux, du quinquina, des amers qui excitent l'appétit (quassia amara, petite centaurée, gentiane). La médication reconstituante est un auxiliaire toujours utile des remèdes spécifiques proprement dits. Mais le syphilitique doit éviter de tomber dans l'exagération ; il ne doit user des reconstituants qu'avec modération ; il est inutile qu'il se bourre de drogues. Il doit avant tout ménager son estomac, veiller à ce que celui-ci digère bien, afin que les remèdes spécifiques soient bien tolérés et facilement assimilés. Il ne devra pas trop s'appesantir sur ces fameuses viandes saignantes, grillées ou rôties qui, en moins de quinze jours, pourraient inspirer une satiété aussi insurmontable que pernicieuse ; à l'action des toniques il pourra ajouter celle de l'hydrothérapie, du massage, de l'exercice.

De l'influence des maladies concomitantes.

Il est de toute nécessité de traiter les maladies existant en même temps que la syphilis sur le même sujet, et susceptibles de l'aggraver.

Un syphilitique peut être scrofuleux, tuberculeux, diabétique, arthritique, etc. Ce sont là autant de causes d'affaiblissement de la constitution en même temps que d'obstacles directs à la tolérance des remèdes spécifiques. De plus, les effets de ces maladies s'ajoutent à ceux de la syphilis.

De l'influence des bains de mer et des bains sulfureux.

Les bains de mer n'ont pas d'action directe sur les manifestations de la syphilis. Mais ils peuvent exercer sur elle une influence favorable par l'intermédiaire de l'organisme. Ils seront utiles aux syphilitiques que l'infection aura débilités ou cachectisés, surtout aux enfants malingres issus de parents syphilitiques.

Nous devons reconnaître que le changement d'air et d'habitudes contribue au relèvement des forces chez les individus épuisés ou surmenés, autant que l'eau de mer peut le faire. Néanmoins, il est certain que dans de vieilles syphilis qui sont restées insensibles à l'action des remèdes spécifiques, une saison à la mer produit quelquefois, et en très peu de temps, une tonicité générale qui remet l'organisme à point pour bénéficier du traitement.

Les bains de mer ne conviennent pas aux syphilitiques nerveux ou menacés du côté des organes respiratoires.

Des bains sulfureux. — Nombre de syphilitiques, sans avoir consulté leur médecin, prennent des bains sulfureux, soit comme mode de traitement, parce qu'ils ont entendu dire que le soufre exerçait une action favorable sur la syphilis, soit pour se renseigner sur la guérison ou la persistance de leur syphilis, parce qu'on leur a raconté que les bains sulfureux décelaient la syphilis qui n'est qu'endormie, en déterminant du côté de la peau et des muqueuses des poussées ou manifestations syphilitiques. Imbus de ces idées, ils vont, avant de se marier, faire une saison dans une station d'eaux sulfureuses, pour « savoir à quoi s'en tenir d'une façon certaine ».

Nous devons à la vérité de déclarer que : 1° dans l'immense majorité des cas, les eaux thermales sulfureuses, loin de guérir les manifestations syphilitiques, les exaspèrent au contraire et les multiplient, et qu'elles sont nuisibles à ceux qui se trouvent dans l'imminence de nouvelles poussées du côté de la peau ou des muqueuses, ce qui a toujours lieu pendant la phase secondaire ou virulente de la maladie, c'est-à-dire pendant ses deux ou trois premières années ; 2° les eaux thermales sulfureuses déterminent presque toujours une excitation qui a pour résultat de réveiller la syphilis assoupie ; il est donc inutile et dangereux de réveiller la syphilis ; ce traitement d'essai par les eaux sulfureuses perturbe violemment l'organisme et provoque quelquefois des accidents redoutables, qui peut-être sans lui ne se seraient jamais produits. D'un autre côté, si ce traitement d'essai ne réveille pas des manifestations syphilitiques, ce résultat négatif n'offre qu'une très médiocre garantie pour l'avenir, et ne prouve pas que d'autres manifestations ne puissent surgir plus tard d'une façon spontanée. Par conséquent, les syphilitiques qui sont récemment guéris et ceux dont la syphilis ne donne plus, depuis longtemps, aucun signe d'activité doivent s'abstenir des bains sulfureux.

Cependant il est des cas où les eaux sulfureuses peuvent être utiles : c'est lorsque l'organisme surmené ou épuisé par la syphilis a besoin d'être stimulé, ou bien lorsque la syphilis est compliquée d'une affection existant antérieurement ou suscitée par elle. Mais le médecin doit rester seul juge de l'opportunité de l'intervention des eaux sulfureuses.

Conditions dans lesquelles le syphilitique peut se marier.

Le mariage n'est permis à ceux qui ont eu une syphilis récente que dans les conditions suivantes :

1° Ils ne se marieront pas avant la fin de la quatrième année, à partir du moment où le chancre initial s'est manifesté (Dr Balzer) ;

2° Ils auront suivi jusque-là un traitement spécifique régulier ;

3° Leur syphilis n'aura pas été caractérisée par des poussées incessantes de plaques muqueuses aux lèvres, à la langue, aux amygdales, aux parties génitales, à l'anus, plaques qui, bien qu'inoffensives pour ceux qui les portent, sont si dangereuses pour les personnes qui les entourent, surtout dans les rapports continuels ou intimes du mariage ;

4° Leur syphilis n'aura donné lieu, pendant la quatrième année, à aucune manifestation syphilitique ;

5° Ils devront suivre un traitement préventif durant les deux mois qui précéderont leur mariage ;

6° Ils devront faire des cures préventives espacées pendant les premières années du mariage.

Les syphilitiques qui se sont mariés hors des conditions précédentes, c'est-à-dire ceux qui ont une syphilis de date récente et en plein développement, qu'ils soient atteints d'accidents immédiatement contagieux ou non, doivent s'interdire de la façon la plus absolue tout rapport sexuel fécondant dans leur ménage, même dans les coïts d'aventure. Que le mari seul, que la femme seule ou que tous les deux soient infectés, la règle devra être la même, lors même qu'ils ne présenteront que des manifestations syphilitiques bénignes, superficielles, éphémères.

« Il semble au premier abord que les règles contenues dans ces propositions soient faciles à suivre. Sans doute ; mais les emportements de la passion ne les rendent-ils pas plus inexécutables que beaucoup d'autres qu'imposent l'hygiène et la médecine ? Il est fort difficile d'obtenir des époux, surtout quand ils sont jeunes, les précautions gênantes capables d'empêcher la fécondation. Beaucoup ne peuvent pas ou ne veulent pas s'y astreindre, ou s'oublient au moment où ils auraient le plus besoin d'être maîtres d'eux-mêmes. Dans beaucoup de circonstances, on passe outre, de propos délibéré, ou par ignorance, égoïsme, incurie, insouciance coupable de ce qui peut arriver. Il est indispensable que les syphilitiques soient prévenus que leur conscience, leur honneur, leurs intérêts leur imposent le devoir de surveiller les rapports sexuels dont la fécondation est le but désiré ou peut devenir la conséquence volontaire. » (Dr Mauriac.)

Les syphilitiques qui se marient lorsqu'ils ont une syphilis en plein développement, ou qui, une fois mariés, contractent la vérole, doivent se soumettre à un traitement spécifique régulier et prolongé, surtout quand ils n'apportent dans leurs rapports sexuels aucune restriction les empêchant d'aboutir à la conséquence naturelle qui est la fécondation. Si, dans ces conditions, ils fécondent leur femme, qui est saine, ils doivent, sous le premier prétexte venu, la soumettre au traitement spécifique en le déguisant sous un nom quelconque, et lors même qu'elle présente les apparences de la santé la plus florissante ; sinon, ils procréeront un enfant qui ne viendra pas à terme, ou qui naîtra porteur d'accidents syphilitiques, ou qui, venu au monde avec les apparences de la santé, présentera ultérieurement des manifestations syphilitiques. Dans ce cas, c'est généralement avant le troisième mois que celles-ci apparaîtront, et même moins parfois, très exceptionnellement au sixième, septième, dixième, quinzième mois, voire à la deuxième année révolue (Dr Diday).

Si donc un père qui a eu la syphilis s'aperçoit, durant cette période de temps, de l'apparition, sur le corps de son enfant, de boutons ou de plaques siégeant de préférence aux parties génitales, à l'anus, aux mains, aux pieds, il devra immédiatement consulter le médecin, lui manifester ses craintes en lui faisant l'aveu de sa syphilis antérieure ou présente.

Précautions à prendre pour éviter de contracter la syphilis et de la communiquer.

Quelle que soit la couche sociale d'où sort la femme qui se livre au coït d'aventure, il est toujours prudent de s'assurer, avant tout rapprochement, de son état de santé, autant du moins que le permettent le lieu, le temps et les convenances.

On jette un coup d'œil furtif sur le visage, sur le coin des lèvres, sur la paume des mains, sur les cheveux. Si le visage présente en un point des plaques d'un rouge cuivré, si les lèvres et surtout le coin des lèvres présentent des érosions superficielles ou des taches opalines, si la paume des mains est le siège de squames eczémateuses, si l'on observe en outre que les cheveux sont clair-semés, il sera prudent de se dérober.

On explore discrètement, en feignant de badiner, le pli des aines, les parties latérales du cou, vers la naissance des cheveux, et si les doigts savamment appliqués rencontrent un ou plusieurs ganglions formant sous la peau autant de petites bosses dures et indolentes, on prévoira un danger probable et l'on ne s'y exposera pas.

Il va sans dire que s'il était permis de pratiquer un examen plus direct et plus minutieux des parties génitales, et que si l'on apercevait des ulcérations, des boutons, des plaques opalines sur les muqueuses, des traces d'éruption sur la région du bas-ventre, on serait fixé d'une façon plus précise.

Si l'examen dont nous venons de parler ne fait découvrir rien de suspect, et que cependant on n'ait pas une confiance illimitée dans sa partenaire, on peut prendre les précautions suivantes :

Si on n'a pas laissé d'avance s'accumuler sur le gland la matière sébacée, enduit protecteur naturel, s'enduire d'un corps gras (cold-cream, axonge, vaseline boriquée). Ce moyen a pour effet de rendre l'accès plus facile et d'empêcher ainsi les excoriations.

Éviter toute excoriation pendant le coït, et s'abstenir si la verge présente en un point une excoriation, une érosion herpétique ou autre ; car c'est par les excoriations, nous le rappelons, que le virus pénètre dans l'organisme.

Ne pas suspendre ni s'attarder dans le coït. Il est évident que si celui-ci est violent, prolongé ou répété, les risques sont beaucoup plus grands que s'il est rapide ou à peine ébauché.

Enfin, user de l'enveloppe membraneuse. Le condom[1] est sans doute un bon préservatif pour la verge, surtout pour sa partie antérieure, mais, en supposant qu'il reste intact et qu'il ne se déplace pas, il offre moins de garantie que pour la blennorrhagie,

---

[1] Voir mon ouvrage sur l'*Hygiène dans la blennorrhagie*.

parce qu'il ne peut étendre sa protection au delà des parties qu'il recouvre. Son action est donc insuffisante contre le virus syphilitique dont l'inoculation peut toujours s'effectuer sur les parties environnantes laissées à découvert, notamment sur les bourses qui restent exposées au contact des plaques muqueuses qui pullulent autour des parties génitales de la femme malade.

Tous ces moyens artificiels rendent quelquefois des services, mais combien de fois ne sont-ils pas insuffisants? En outre, leur application n'est pas toujours commode. Souvent on les oublie, on les dédaigne, ou bien on les rejette parce qu'ils sont gênants ou ridicules.

Le moment qui suit le coït est celui « où l'Amour détend son arc et ôte son bandeau; c'est le moment propice aux inspirations de la prudence, et dont il faut se hâter de profiter. » (Dr Langlebert.) On s'empressera donc de prendre les précautions suivantes :

Faire de larges ablutions; immerger en

plein la verge dans un large bol ou dans une cuvette étroite remplie aux trois quarts d'eau froide ; condition nécessaire pour que le doigt puisse frotter exactement tous les plis, pendant que l'organe *tout entier* (dont quelques points, avec le mode de lavage usuel, échappent en général à l'ablution) baigne dans l'eau. C'est faute de ce soin indispensable que, la portion de la verge située en arrière du gland n'étant ordinairement qu'*aspergée* et non *immergée*, les chancres s'y observent fréquemment (Dr Diday).

Faire, s'il est possible, des ablutions avec un liquide antiseptique (solution de sublimé au millième, par exemple).

Uriner en plaçant la pulpe du doigt sur l'orifice du méat urinaire ; cela fait, pousser l'urine avec force tout en l'empêchant avec le doigt de sortir ; après cinq ou six secondes, lâcher tout. L'urèthre est ainsi balayé de tout ce qu'il pouvait contenir de contagieux, aussi bien du microbe de la blennorrhagie que du virus syphilitique qui aurait du pénétrer dans sa partie antérieure.

Cautériser le plus tôt possible toute écorchure, toute érosion qui apparaîtra après le coït. Si le temps écoulé depuis la contagion ne dépasse pas le délai nécessaire à la pénétration du virus syphilitique dans l'organisme, on peut avoir l'espoir, bien qu'il ne puisse qu'être des plus minimes, d'enrayer le développement d'un chancre et de se préserver de l'infection.

Dans la pratique de la vie ordinaire, il sera toujours prudent de ne pas fumer la pipe d'un ami ; de ne pas tremper les lèvres dans le même verre dont un autre se sert ; de ne se servir que d'un rasoir, d'objets de toilette, d'objets de bureau qui soient exclusivement personnels ; de ne pas s'asseoir sur le siège de cabinets d'aisance servant au public, sinon de placer sur les bords de la cuvette une colerette de papier ou un linge quelconque.

Pour éviter de communiquer la vérole dont il est atteint, le syphilitique doit prendre les précautions suivantes :

Si, bien qu'il soit porteur d'une ulcération sur la verge, il se trouve conduit, obligé d'agir comme s'il était bien portant, s'il y a impossibilité *morale* pour lui de s'abstenir (nuit de noce ou retour au logis conjugal, etc.), il se fera examiner, *cinq ou six heures avant*, par son médecin qui, après avoir bien et complètement exploré l'organe, touchera au nitrate acide de mercure tout ce qui lui paraîtra suspect. En cas d'impossibilité, il versera sur l'ulcération quelques gouttes de collodion; il réitérera cela trois fois à cinq minutes d'intervalle ; ainsi l'ulcération se trouvera couverte de trois couches super-posées d'un enduit protecteur imperméable, d'une sorte de cuirasse flexible ; et, s'il a soin en outre d'huiler l'organe quelques instants avant de l'exposer, cet enduit résistera d'autant mieux aux frottements (Dr Diday). Enfin, si cela lui est possible, il usera de l'enveloppe membraneuse. Est-il besoin d'ajouter qu'il sera plus sage, plus honnête, d'invoquer le premier prétexte venu et de s'abstenir ?

Dans la pratique de la vie ordinaire, le syphilitique qui a une vérole de date récente doit renoncer à embrasser qui que ce soit, tant qu'il n'a pas la certitude que ses lèvres, sa bouche, sa gorge, sont indemnes de toute plaque muqueuse. « Il y a des personnes pour lesquelles cette privation des baisers est fort pénible. Elles s'en trouvent humiliées et compromises. Que faire quand elles vivent dans une nombreuse famille où tous les membres ont l'habitude de s'embrasser? Ce qu'elles peuvent faire, c'est tout simplement de ne mettre leurs lèvres qu'en contact avec les cheveux des leurs, pour ne pas rompre tout à fait avec les doux usages de la vie intime entre parents, frères, sœurs, enfants, etc. » (Dr Mauriac.)

Le syphilitique doit avoir des verres, des tasses, des fourchettes et des cuillers pour son usage exclusivement personnel: Cette précaution est d'une pratique parfois difficile, voire même souvent impossible. Qu'il soit du moins averti qu'un moment d'oubli, un manque de propreté, une imprudence dans une famille nombreuse, surtout dans celles où il y a beaucoup d'enfants, suffisent pour communiquer la vérole, s'il ne se surveille pas, s'il ne s'interdit pas toute promiscuité avec ceux qui l'entourent, dans l'abandon si ordinaire des relations intimes. Il faut s'imposer une sorte de séquestration très vigilante et se mettre en quarantaine quand on a une syphilis de date récente. On doit avoir un rasoir à soi chez son coiffeur; éviter la communauté du lit avec quiconque; ne prêter à quiconque ni pipe, ni objet de toilette, ni instrument de musique à vent, etc. (se reporter au chapitre concernant les divers modes de contagion de la syphilis).

TABLE DES MATIÈRES

www.ingramcontent.com/pod-product-compliance
Ingram Content Group UK Ltd.
Pitfield, Milton Keynes, MK11 3LW, UK
UKHW020924120726
13693UKWH00003B/1126